肝肾移植的
超声监测入门

主 编 ◎ 肖春华 李 鸿 李永峰

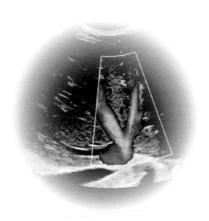

U0227349

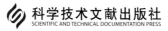

科学技术文献出版社
SCIENTIFIC AND TECHNICAL DOCUMENTATION PRESS

·北京·

图书在版编目（CIP）数据

肝肾移植的超声监测入门 / 肖春华，李鸿，李永峰主编. —北京：科学技术文献出版社，2023.6
  ISBN 978-7-5235-0276-1

Ⅰ.①肝… Ⅱ.①肖… ②李… ③李… Ⅲ.①肝—移植术（医学）—超声波诊断 ②肾—移植术（医学）—超声波诊断 Ⅳ.① R657.304 ② R699.204

中国国家版本馆 CIP 数据核字（2023）第 094629 号

肝肾移植的超声监测入门

策划编辑：张　蓉　责任编辑：张　蓉　段思帆　责任校对：王瑞瑞　责任出版：张志平

出　版　者	科学技术文献出版社	
地　　　址	北京市复兴路15号　邮编100038	
编　务　部	（010）58882938，58882087（传真）	
发　行　部	（010）58882868，58882870（传真）	
邮　购　部	（010）58882873	
官 方 网 址	www.stdp.com.cn	
发　行　者	科学技术文献出版社发行　全国各地新华书店经销	
印　刷　者	北京地大彩印有限公司	
版　　　次	2023 年 6 月第 1 版　2023 年 6 月第 1 次印刷	
开　　　本	889 × 1194　1/32	
字　　　数	71千	
印　　　张	2.625	
书　　　号	ISBN 978-7-5235-0276-1	
定　　　价	38.00元	

主编简介

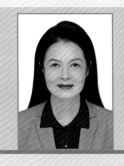

肖春华

　　昆明医科大学教授，主任医师，昆明市第一人民医院超声医学科主任，昆明医科大学硕士研究生导师。

【社会任职】

　　现任中国医师协会浅表器官专业委员会常务委员，中国超声医学工程学会腹部专业委员会常务委员，中国医学影像技术研究会理事，云南省医学会超声医学分会副主任委员，云南省医师协会超声医师分会副主任委员，昆明医学会超声学专科分会主任委员，昆明市肝肾移植超声研究中心负责人等。

【工作经历】

　　从事超声医学工作30年，擅长腹部、浅表器官及血管、器官移植、胃肠的超声检查工作，主要研究方向为肝、肾、胰腺移植的超声监测。

【学术成果】

　　作为课题负责人主持的科研项目多次获昆明市科学技术进步奖和云南省卫生科技成果奖。

主编简介

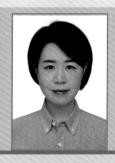

李 鸿

昆明医科大学及昆明学院教授，昆明市第一人民医院超声医学科主任医师，大理大学及昆明学院硕士研究生导师，昆明市知名专家。

【社会任职】

现任云南省超声医学工程学会血管及浅表器官超声专业委员会副主任委员，云南省医师协会超声医师分会常务委员，云南省女医师协会浅表器官与超声造影分会委员，云南省超声诊断质量控制中心质控委员，昆明医学会超声学专科分会委员。

【工作经历】

从事超声医学工作20年，主要研究方向为腹部超声、器官移植超声、胃肠超声和介入超声。

【学术成果】

主持省级科研项目1项，市级科研项目2项，校级科研项目3项；获昆明市科学技术进步奖三等奖2项，云南省卫生科技成果奖三等奖2项。

主编简介

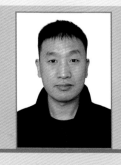

李永峰

昆明市第一人民医院超声医学科副主任医师。

【社会任职】

现任云南省超声医学工程学会青年理事会理事，云南省超声医学工程学会介入及超声造影专业委员会委员，云南省超声医学工程学会血管及浅表器官超声专业委员会委员。

【工作经历】

从事超声医学工作11年，曾先后到空军军医大学西京医院、浙江省肿瘤医院及中国人民解放军总医院进修学习，主要从事腹部、血管和浅表器官的超声诊断及介入超声治疗工作。

【学术成果】

主持科研项目"多模态超声检测DBD移植肾的应用研究"并获昆明市科学技术局验收；正在主持云南省教育厅立项科研"AI联合弹性成像在甲状腺结节鉴别诊断中的应用价值"。

编委会

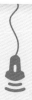

主　编

肖春华　李　鸿　李永峰

副主编

杨皖东　沈　燕　丁世兰　吕燕琼

前　言

目前国内不同医院对肝肾移植的超声检查认识及技术水平存在一定的差异，有必要统一认识。本书反映了编者的临床实践，同时结合了国内外有关器官移植超声诊断及新技术的应用，供同行们参考借鉴。

本书内容涉及肝肾移植供体及受体的术前评估，术中检查及术后实时动态监测，反映了移植器官的形态学结构、血流动力学变化及术后并发症的超声诊断，使超声检查与临床密切结合起来，为临床医师综合评估肝肾移植情况提供及时可靠的影像学依据，帮助临床医师及早诊断处理术后各种并发症，提高移植器官的存活率。本书同时介绍了超声新技术在肝肾移植中的应用，其中超声造影、超声弹性成像、三维超声、介入性超声在肝肾移植过程中占有重要地位，其可用于明确移植器官的病变性质、排斥反应程度、血管的通畅情况，还可降低梗阻、感染等并发症发生的风险，同时对于移植前、移植后肿瘤良恶性的判断和介入治疗具有临床价值。

本书简明扼要、图文并茂，与临床实践关系密切，突出了实用性，便于查阅，对希望开展肝肾移植超声检查的临床医师及相关专业人员具有一定的帮助。

目　录

第 **1** 章

肝肾移植的现状与进展

1963年，Starzl完成了世界首例人体肝移植，开辟了治疗终末期肝病新的最佳的治疗手段。1977年上海瑞金医院完成了国内首例肝移植。伴随着新型免疫抑制剂的使用及外科手术水平的提高，肝移植得到了快速发展，肝移植受者1年、5年生存率达到90%、80%以上。我国肝移植经过了20多年的蓬勃发展，肝移植疗效和生存率已接近国际先进水平。

目前，肝移植手术方式主要包括经典原位肝移植、背驮式肝移植、劈离式肝移植。由于供肝短缺，为促进肝移植技术的发展，出现了劈离式肝移植、活体部分供肝移植，该技术将供肝分为肝左外叶和扩大的肝右叶，分别移植于儿童与成年人。活体部分肝移植采用劈离式技术，其优势是冷缺血时间短、供肝活力高等，但不足是手术难度大、术中并发症多等。

肾移植是终末期肾病的首选治疗方法。1933年，Voronoy施行了第一例人同种异体尸肾移植，但手术失败。1954年，Joseph Murry成功完成了世界第一例纯合双生子间的肾移植手术，开辟了器官移植的新纪元。1960年吴阶平完成了我国第一例人体肾移植。1972年广州中山医院完成了我国首例亲体肾移植。20多年来，随着免疫抑制剂的使用，肾移植进入了飞速发展时期。至2009年10月，我国已累计开展器官移植超过10万例，成为第二大器官移植大国。目前，肾移植1年存活率达到95%以上，10年存活率已经超过60%。

彩色多普勒血流成像（color Doppler flow imaging，CDFI）具有简便、无创、可重复性强等优点，已成为移植术后监测的主要手段。目前国内对器官移植超声检查的认识及技术水平具有一定的差异，为了更好地发挥超声检查在器官移植监测中的作用，加强统一认识，结合国内外现有的经验及超声新技术的应用，笔者制定了一份基础且实用的肝肾移植超声监测入门指南，供同行们参考借鉴，以指导超声检查在肝肾移植临床工作中的应用，从而提高超声诊断水平。

第 2 章

超声检查技术及方法

肝肾移植超声检查技术包括二维超声、CDFI、超声造影、术中超声及三维超声。其中，二维超声是超声检查的基础。CDFI是观测肝、肾内外血管的主要方法，超声造影是重要的补充手段，术中超声是肝肾移植手术中不可缺少的工具。

1.二维超声

（1）肝脏：主要观察肝脏的大小、形态、内部结构、有无占位病变并初步判断其性质；肝内外管道系统的管径大小，管腔内有无异常回声；有无胸腹腔积液等。

（2）肾脏：主要观察肾脏的大小、形态、内部结构，可以测算移植肾的体积，观察移植肾结构，如包膜、实质、皮质、皮髓质界限、椎体、肾窦和肾盂，观察肾周、输尿管、膀胱和腹盆腔情况。

2.CDFI

（1）肝脏：CDFI结合频谱多普勒可以了解肝血管的分布及其分支、有无栓塞与累及范围、周围侧支情况等，观测血流动力学参数，有利于血管病变或并发症的诊断及治疗后随访。能量多普勒超声有助于提高对低速血流信号的显示。

（2）肾脏：CDFI结合频谱多普勒可了解肾血管的分布及其分支、有无栓塞与累及范围、周围侧支情况等，可清晰地显示肾动脉各级分支的血流情况，并可显示移植肾周围及髂血管情况，同时可了解血流动力学参数，有利于血管病变或并发症的诊断及治疗后随访。肾静脉血流与肾动脉方向相反，为连续带状频谱。

3.超声造影

超声造影是利用超声造影剂对组织器官进行微循环血流检测，其经外周静脉注射后可以达到器官，动态显示器官内微小血管的血流。超声造影的应用克服了常规超声成像的局限性，能够显示器官微循环灌注。超声造影剂只停留于血管内，经肺排出，无肾毒性，具有很好的安全性。

（1）移植肝：超声造影可以提高肝局灶性病变定性诊断的准确性，同时可以提高对血管病变诊断的准确性，可以对移植肝术后并发症进行评估，如肝动脉狭窄、闭塞，门静脉或下腔静脉血栓、狭窄，了解血栓性质，评估胆管并发症，了解移植肝弥漫性或局灶性病变的血流灌注情况（如移植肝缺血、淤血、坏死等）。

（2）移植肾：不仅能够提高肾局灶性病变定性诊断的准确

性，同时可以对血管并发症进行评估、监测及随访，如肾动脉狭窄、肾梗死、血管内血栓。超声造影剂可显示肾内微小血管的血流，同时可以利用超声造影时间强度曲线对肾弥漫性病变、移植肾术后肾内血流灌注情况进行定量分析。通过对感兴趣区到达时间、达峰时间、峰值强度、曲线上升斜率和曲线下面积等进行分析，了解病变肾血流灌注变化。

4.术中超声

术中超声是肝肾移植手术中必不可少的工具，其特点是在手术中选用高频探头（5 MHz以上）直接放置在脏器表面进行探查，既提高了图像分辨力，又克服了经腹检查时腹壁脂肪衰减、肠气干扰等因素，图像质量明显提高，可以提供更多的、更准确的解剖形态及血流信息。

5.三维超声

三维超声成像能够直接显示脏器的三维解剖结构及血管成像，能够完整立体的显示器官的血管走行、数量及分布情况。

（1）移植肝：术后24小时内及时了解移植肝的血供情况是影响移植肝存活的关键因素之一。三维超声可提供肝血管的空间立体超声图像，更接近于大体解剖，有助于血管疾病的诊断。三维超声能清晰显示肝内门静脉与肝静脉的立体交叉关系，还可以观察门静脉主干至门静脉三级分支，清晰地再现了门静脉的八段分支；三维超声对血管的先天畸形、狭窄或扩张、异常走行及血管栓塞等疾病的诊断也具有极大的临床价值。

（2）移植肾：移植肾的体积在排异等病理情况下会增大或减小，因此，临床要求对移植肾体积进行精确测量。二维超声计算移植肾的体积是采用椭球体积公式（$V=$ 长径 × 宽径 × 厚径 × 0.52），但移植肾并不是一个规则的椭球体，因此测值存在误差。三维超声计算体积时不受脏器几何形态及采集部位的影响，可以从任意方位对脏器进行等距离的平行切割。二维超声测量移植肾的长径变异相对较小，而由于探头的压力不同，宽径和厚径变异较大。三维超声测量几乎不受脏器形变的影响，因此对肾体积测量的准确性和一致性优于二维超声。

CDFI对于评估移植肾弓状动脉、小叶间动脉，甚至入球小动脉存在不足。三维超声能重建出与大体解剖相似的肾血管空间立体图像，使肾的血流分布及血管立体空间结构位置更清晰，正常移植肾的CDFI显示移植肾主动脉、肾段间及叶间血管树状结构呈立体"珊瑚状"分布，弓形血管呈多个立体"拱桥状"分布，肾皮质血管呈饱满的"细绒线状"分布，整个肾彩色血流丰富、连续、均匀，肾内血管树立体空间结构及层次感明显，肾门处吻合血管关系更明确。

第**3**章

超声诊断及报告书写原则

超声报告描写中，根据不同的检查目的，记录重要的观察内容和测量数据，并储存重要阳性征象的图像或录像；超声提示应根据病变或观察目标的超声表现，作出不同信心程度的判断，如肯定诊断、可能诊断、可疑诊断、排除性诊断、不能诊断。对于诊断不明或可疑诊断者，可建议进一步的检查或密切随访。

超声检查资料应妥善存档。每次超声随访检查时，应对比前后检查资料，动态观察病情变化，作出合理的分析判断。

1.术前供肝评估（超声报告参考模板）

（1）二维超声示：

肝右叶最大斜径 —— cm，肝左叶前后径 —— cm，肝包膜 ——，实质回声 ——，肝内胆管 ——，肝血管显示 ——。

胆囊大小 —— cm× —— cm，壁光滑，囊内未见异常。胆总管内径 —— cm。

胰腺大小、内部回声正常，主胰管未见扩张。

脾厚 —— cm，肋下 —— cm，最大长径 —— cm，内部回声正常，脾静脉内径 —— cm。

（2）CDFI、脉冲多普勒（pulsed wave，PW）示：

门静脉内径 —— cm，V_{max} —— cm/s，向肝性血流。

肝动脉内径 —— cm，V_{max} —— cm/s，V_{min} —— cm/s，RI ——，Accel —— cm/s^2，AT —— ms。

肝右静脉内径 —— cm，V_{max} —— cm/s，肝中静脉内径 —— cm，V_{max} —— cm/s，肝左静脉内径 —— cm，V_{max} —— cm/s。

肝后段下腔静脉内径 —— cm，V_{max} —— cm/s。

脾静脉内径 —— cm，V_{max} —— cm/s。

超声提示：

（1）肝、胆、胰、脾未见明显异常。

（2）肝动脉、门静脉、肝静脉、脾静脉、肝后段下腔静脉血流未见异常。

2.术前供肾评估（超声报告参考模板）

（1）二维超声示：

右肾大小 —— cm× —— cm× —— cm，实质厚 —— cm，皮质厚 —— cm；左肾大小 —— cm× —— cm× —— cm，实质厚 —— cm，皮质厚 —— cm。双肾实质回声 ——，皮质回声 ——，皮髓质界限 ——，肾窦未见分离。

双侧输尿管未见扩张。

膀胱充盈，内壁光滑，其内未见明显异常。

（2）CDFI、PW示：

右肾主动脉：V_{max} —— cm/s，V_{min} —— cm/s，PI —— ，RI —— ，Accel —— cm/s^2，AT —— ms。

右肾段动脉：V_{max} —— cm/s，V_{min} —— cm/s，PI —— ，RI —— ，Accel —— cm/s^2，AT —— ms。

右肾叶间动脉：V_{max} —— cm/s，V_{min} —— cm/s，PI —— ，RI —— ，Accel —— cm/s^2，AT —— ms。

左肾主动脉：V_{max} —— cm/s，V_{min} —— cm/s，PI —— ，RI —— ，Accel —— cm/s^2，AT —— ms。

左肾段动脉：V_{max} —— cm/s，V_{min} —— cm/s，PI —— ，RI —— ，Accel —— cm/s^2，AT —— ms。

左肾叶间动脉：V_{max} —— cm/s，V_{min} —— cm/s，PI —— ，RI —— ，Accel —— cm/s^2，AT —— ms。

右肾门处肾静脉，V_{max} —— cm/s。

左肾门处肾静脉，V_{max} —— cm/s。

超声提示：

（1）双肾未见明显异常。

（2）双肾动脉未见明显异常。

3.肝移植术前受体评估（超声报告参考模板）

（1）二维超声示：

肝右叶最大斜径 —— cm，肝左叶前后径 —— cm，肝包膜 —— ，实质回声 —— ，肝内胆管 —— ，肝血管显示 —— 。

胆囊大小 —— cm × —— cm，壁光滑，囊内未见异常。胆总管内径 —— cm。

胰腺大小、内部回声正常，主胰管未见扩张。

脾厚 —— cm，肋下 —— cm，最大长径 —— cm，内部回声正常，脾静脉内径 —— cm。

两肾大小正常，实质回声均匀，肾窦未见分离。

（2）CDFI、PW示：

门静脉内径 —— cm，V_{max} —— cm/s，向肝性血流。

肝动脉内径 —— cm，V_{max} —— cm/s，RI —— 。

肠系膜上静脉内径 —— cm，V_{max} —— cm/s。

脾静脉内径 —— cm，V_{max} —— cm/s。

肝后段下腔静脉内径 —— cm，V_{max} —— cm/s。

超声提示：

（1）肝、胆、脾、胰、双肾未见明显异常。

（2）肝动脉、门静脉、肠系膜上静脉、脾静脉、肝后段下腔静脉血流通畅。

4.术后移植肝监测（超声报告参考模板）

（1）二维超声示：

肝右叶最大斜径 —— cm，肝左叶前后径 —— cm，肝包膜完整，实质回声均匀，肝血管显示清晰，肝内胆管未见明显扩张。

胆囊已手术切除，胆总管中上段内径 —— cm，显示长度 —— cm，显示段内未见异常回声，下段因肠气干扰显示不清。

脾厚 —— cm，最大长径 —— cm，实质回声均匀，未见占位性病变。脾静脉内径 —— cm。

右侧胸腔内探及深 —— cm之液性无回声区。左侧胸腔内探及深 —— cm之液性无回声区。肝肾间隙见深 —— cm、脾肾间隙见深 —— cm、肠间见深 —— cm、膀胱直肠窝（子宫直肠窝）见深 —— cm之液性无回声区。

肝动脉、门静脉、肝静脉、肝后段下腔静脉管腔内未见异常回声。

（2）CDFI、PW示：

门静脉内径 —— cm，V_{max} —— cm/s，向肝性血流。

肝动脉内径 —— cm，V_{max} —— cm/s，V_{min} —— cm/s，RI ——，Accel —— cm/s^2，AT —— ms。血流通畅。

肝右静脉内径 —— cm，V_{max} —— cm/s，肝中静脉内径 —— cm，V_{max} —— cm/s，肝左静脉内径 —— cm，V_{max} —— cm/s，呈三相波。

肝后段下腔静脉内径 —— cm，V_{max} —— cm/s，呈三相波。

超声提示：

（1）移植肝大小形态正常，实质回声均匀。

（2）移植肝血流未见明显异常。

5.术后移植肾监测（超声报告参考模板）

（1）二维超声示：

移植肾大小 —— cm× —— cm× —— cm，实质厚 —— cm，皮质厚 —— cm，实质回声 ——，皮质回声 ——，皮髓质界限 ——，肾窦未见分离。肾周见 —— cm× —— cm液性无回声区，移植肾体积 —— mL。

（2）CDFI、PW示：

移植肾血管树清晰，包膜下 —— cm探及血流信号。

移植肾动脉吻合口处内径 —— cm，V_{max} —— cm/s，V_{min} —— cm/s，PI ——，RI ——，Accel —— cm/s²，AT —— ms。

移植肾主动脉：V_{max} —— cm/s，V_{min} —— cm/s，PI ——，RI ——，Accel —— cm/s²，AT —— ms。

移植肾段动脉：V_{max} —— cm/s，V_{min} —— cm/s，PI ——，RI ——，Accel —— cm/s²，AT —— ms。

移植肾叶间动脉：V_{max} —— cm/s，V_{min} —— cm/s，PI ——，RI ——，Accel —— cm/s²，AT —— ms。

移植肾弓状动脉：V_{max} —— cm/s，V_{min} —— cm/s，PI ——，RI ——，Accel —— cm/s²，AT —— ms。

移植肾小叶间动脉：V_{max} —— cm/s，V_{min} —— cm/s，PI ——，RI ——，Accel —— cm/s²，AT —— ms。

肾门处肾静脉内径 —— cm，血流通畅，V_{max} —— cm/s。

超声提示：

（1）移植肾形态正常，回声均匀，体积 —— mL。

（2）移植肾各级动脉血流峰值流速、阻力指数在正常范围内。

第 4 章

肝肾移植术前超声评估

第1节　肝移植受体术前超声检查

一、检查目的

（1）观察肝实质：了解肝是否有占位性病变或弥漫性病变，并鉴别占位性病变性质，排除肝移植的禁忌证（继发性肿瘤）；对于原发性肝癌，确定肿瘤大小、数目及累及范围，并了解有无肝外转移。

（2）观察肝内外脉管系统：了解血管是否通畅及有无变异，重点观察血管有无栓塞、栓塞的范围及周围侧支形成情况，确定肝移植手术的可行性。了解有无胆管病变。

（3）观察肝外脏器：了解心脏、肾等重要脏器及大血管情况，排除肝移植禁忌证或相对禁忌证，如心力衰竭、肾衰竭、肝外脏器恶性肿瘤等。了解是否有大血管血栓、胸腔积液、腹腔积液、脾大等。

二、检查方法

以二维超声及CDFI技术为主。超声造影可用于肝占位性病变的定性诊断，判断血管是否有狭窄、栓塞等情况。

三、观察内容

1.肝实质

观察肝脏大小、形态、内部回声结构、肝损伤情况及有无占位性病变。对于已知有肝肿瘤的患者，须观察病灶的位置、数目、大小、病灶内及周边的血流信号、有无侵犯肝内血管及胆管系统、有无肝门部淋巴结转移。

对于肝局灶性病变，普通超声不能确定其病变性质，或需准确了解肿块大小、范围时，可采用超声造影以提高诊断准确性。超声造影对肝局灶性病变定性诊断准确性可达90%以上，并能较准确地判断肿瘤的累及范围，还有助于提高肝硬化结节背景下肝癌病灶的检出。

2.肝内外管道系统

（1）肝内外血管：详细观察门静脉、肝动脉、肝静脉、下腔静脉、肠系膜上静脉、脾静脉管腔有无扩张、狭窄，管腔内有无异常回声，有无血流信号及其方向，有无血流充盈缺损；判断门静脉系统、下腔静脉有无栓塞及其程度和累及范围（图4-1-1，

图4-1-2和图4-1-4）；了解门静脉系统侧支循环开放情况，有无门静脉海绵样变及其累及范围。测量门静脉主干、肝固有动脉的管径及门静脉主干的显示长度。

对于判断门静脉、下腔静脉栓塞，以及鉴别癌栓与血栓，可采用超声造影以提高诊断准确性（图4-1-3，图4-1-5）。

（2）胆管系统：了解肝内外胆管有无扩张、胆管腔内有无异常回声、胆囊有无异常，测量胆总管内径。

3.肝外脏器及结构

（1）心脏：根据临床需求进行心脏检查，评价心功能，确定有无严重心脏病变、肺动脉高压等。

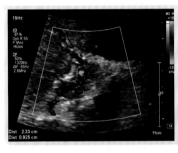

图4-1-1　CDFI示移植肝门静脉矢状部血栓形成，管腔内见实性稍低回声

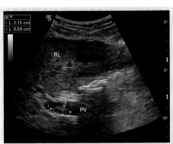

RL：肝右叶；PV：门静脉。

图4-1-2　门静脉主干内癌栓形成，内见实性稍强回声

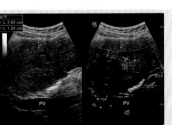

PV：门静脉。

图4-1-3　超声造影示癌栓内见造影剂显影

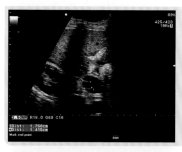

图4-1-4 超声造影示下腔静脉内附壁血栓形成，管腔内见实性回声

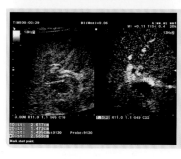

图4-1-5 超声造影示下腔静脉血栓处见充盈缺损，栓子内无造影剂灌注

（2）腹腔及胸腔：扫查胰腺、脾、肾、肾上腺、腹膜后、腹膜腔及胸腔。了解有无肝外脏器恶性肿瘤及腹膜后肿大淋巴结，有无肾衰竭表现，有无胸腔、腹腔积液及积液量；测量脾的大小等。

（3）大血管：扫查胸腹主动脉、上下腔静脉、颈动脉、颈静脉、四肢动静脉及其主要分支有无异常。

四、超声诊断及临床意义评价

1.评价肝局灶性病变

超声检查是观察肝实质病变的简便易行手段。但普通超声（包括二维超声及CDFI）对于肝局灶性病变的定性诊断准确性不高，对于等回声病灶、小病灶及位于肝扫查"盲区"的病灶容易漏诊；对于肝硬化结节与小肝癌的鉴别尚存在较大困难。超声造影弥补了上述不足，能提高肝局灶性病变的诊断敏感度及准确性。然而，超声检查仍存在易受肺气、肠气及骨骼遮挡，对操作者技术水平依赖性高等因素限制，可作为肝移植术前首选筛查手段。对肝肿瘤患者尚须行增强CT或MRI检查，必要时行超声引导活检，以明确病灶性质。

2.评价门静脉系统及下腔静脉通畅性

CDFI诊断门静脉、下腔静脉栓塞受多种因素影响，容易出现假阴性及假阳性结果。当血流速度缓慢、血管位置深在或仪器不敏感，血流难以显示时，可误认为静脉栓塞，出现假阳性结果；而当血管不完全栓塞时，CDFI血流信号外溢可掩盖栓子的显示，或显示范围不准确，出现假阴性结果。此外，肝缩小、大量腹腔积液及肠气干扰，均可影响门静脉及下腔静脉观察。

　　超声造影避免了CDFI的不足，有利于准确判断静脉栓塞及其程度。血栓超声造影表现为栓子内无造影剂灌注；癌栓则表现为类似肝癌动脉期高增强，至门脉期及延迟期消退为低增强。当血管不完全阻塞时，表现为门静脉管腔内造影剂绕行及充盈缺损；完全阻塞时，门静脉血管内造影剂灌注截断，始终无造影剂充填。

　　建议CDFI诊断不明确时，或有上述影响因素干扰时，应尽可能采用超声造影进行诊断。但对于肠气干扰或明显衰减，超声造影亦难以诊断者，尚须进行CT或磁共振血管造影进一步明确诊断。

第2节　肝移植供体术前超声检查

一、检查目的

　　（1）观察肝实质：了解肝脏大小，有无肝弥漫性及占位性病变，排除严重脂肪肝、慢性肝炎、肝硬化、肝恶性肿瘤、急性肝损伤等不适宜供体。

　　（2）观察肝血管：了解门静脉、肝静脉、肝动脉解剖结构及其通畅性，有无血管病变及变异，为肝移植手术提供必要的指导，预测手术的难易程度，帮助制订手术方案，排除手术禁忌证。

　　（3）观察胆管等：了解有无胆管扩张及梗阻，有无胆管变异，观察肝外重要脏器有无严重病变，排除手术禁忌证。

二、检查方法

　　以二维超声及CDFI技术为主。必要时采用超声造影作为补充。

三、观察内容

　　1.肝实质

　　（1）肝弥漫性病变：测量肝脏大小（图4-2-1），观察肝脏形态、表面、内部回声，了解有无肝弥漫性病变，如脂肪肝、慢性肝炎、肝硬化、酒精性肝病等，特别要评估有无脂肪肝及其严重程度（重度脂肪肝为供肝禁忌证）。

（2）肝局灶性病变：同肝移植受体超声检查。

2.肝血管

了解门静脉、肝静脉、肝动脉和下腔静脉解剖结构及其通畅性，有无血管病变及变异（图4-2-2~图4-2-6）。

（1）门静脉：观察门静脉主干及其主要分支有无变异，如右前支或右后支从门静脉主干或左支发出、门静脉右支缺如等，了解肝S₄段门静脉分支来源，测量门静脉拟吻合口管径。

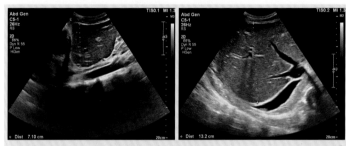

图4-2-1　测量供肝大小

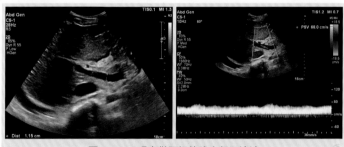

图4-2-2　观察供肝门静脉内径及流速

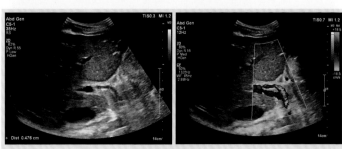

图4-2-3　观察供肝肝动脉内径及血流

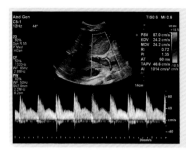

图4-2-4 测量供肝肝动脉血流参数

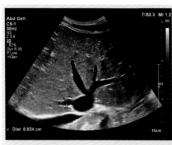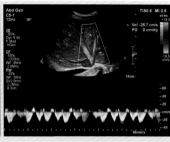

图4-2-5 观察供肝三支肝静脉内径、血流并测量流速

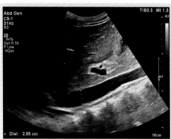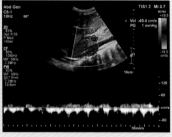

图4-2-6 测量下腔静脉内径及流速

（2）肝静脉：观察肝左静脉、肝中静脉、肝右静脉汇入下腔静脉的方式，肝左静脉与肝中静脉有无共干；测量肝右静脉、肝中静脉根部管径；了解肝中静脉属支数目及管径情况，各属支的引流区域；了解有无副肝右静脉，以及其数目和管径。重点描述直径>5 mm的肝中静脉粗大属支及副肝右静脉。

（3）肝动脉：观察腹腔干、肝总动脉、肝固有动脉有无病变（如动脉细小、动脉瘤、动脉狭窄等），并测量其管径。如需了解肝动脉变异、S_4段肝动脉来源及位置，可尝试采用超声造影。

3.胆管及其他

了解肝内外胆管有无扩张，胆管腔内有无异常回声，有无结石、肿瘤等病变，胆囊有无异常，测量胆总管内径。

探查肝外重要脏器有无严重病变（同肝移植受体超声检查）。

四、超声诊断及临床意义评价

1.评价脂肪肝

脂肪肝是供体常见的肝弥漫性病变。肝脂肪变性范围<30%时，对肝再生和术后功能恢复无明显影响，但中重度脂肪肝易发生移植肝原发性无功能，故准确判断脂肪肝程度对供体的选择非常重要。

脂肪肝超声诊断及程度评估可参照普通肝超声诊断。超声诊断脂肪肝特异度高，但对于轻度脂肪肝诊断敏感度较低。有文献报道，可用肝实质回声灰度值进行定量诊断，如肝中场灰度值>40诊断脂肪肝可提高敏感度。对可疑脂肪肝患者，尚须进一步行MRI或CT检查，必要时可进行超声引导下肝穿刺活检以明确诊断。

2.评价肝静脉及门静脉

普通超声能较好地显示门静脉、肝静脉解剖结构及其变异。但受肋骨或肋弓遮挡、肠气干扰、经腹探查频率较低等因素影响，对肝静脉根部、副肝右静脉、门静脉不明显的变异观察尚不全面。术中超声、超声造影可在很大程度上弥补经腹超声探查的不足。对于肝静脉及门静脉解剖结构及其变异的评价，CT或磁共振血管造影的诊断准确性高于普通经腹超声。

3.评价肝动脉

了解肝动脉解剖形态及其变异、S_4段肝动脉来源及位置，对活体供肝手术有重要意义。由于肝动脉管腔细小，走行迂曲，且发生变异的概率较大（可高达45%），普通超声不容易显示。此外，由于CDFI内在的限制，如角度依赖、对低速血流不敏感、彩色外溢等，以及伴行的门静脉血流信号遮挡，普通超声显示其解剖形态及其变异的难度很大。

二维超声及三维超声造影避免了CDFI的不足，为观察肝动脉提供了新的手段。二维超声造影示肝动脉的图像效果类似X线血管造影；三维超声造影能单独显示肝动脉的血管树状结构，有利于显示肝动脉特别是肝内动脉的空间解剖形态，两者结合能较普通超声更清楚地显示肝动脉走行、分布、管径等。利用超声造影技术可提高显示肝动脉病变的能力，使评价肝动脉解剖变异、判断S₄段肝动脉来源及位置成为可能。但对于肝动脉解剖结构及其变异的准确评价，仍然依赖CT或磁共振血管造影。

4.评价胆管系统

超声对肝内外胆管扩张及结石等病变的诊断敏感度较高，但对于胆管变异却难以提供有价值的信息。而了解胆管变异对于活体移植术非常重要，目前可以行超声胆道造影检查，但术中X线胆管造影更有价值。

第3节 肾移植受体术前超声检查

一、检查目的

（1）明确受者一般情况，评估是否耐受、适宜手术。

（2）评估局部情况是否允许移植，并选择合适的手术方法。

二、检查方法

二维超声及CDFI检查为主，必要时运用超声造影及超声引导下穿刺技术。扫查方法同一般腹部超声检查。

三、观察内容

1.观察肾情况

慢性肾功能不全超声图像随病变程度不同而发生变化。在肾衰竭终末期，双肾体积缩小，实质回声增强，皮质、髓质分界不清。肾功能代偿期，双肾可仅有皮质回声增强。慢性肾衰竭CDFI表现为肾内血流稀疏，PW表现为低速高阻频谱。

2.观察血管情况

移植受体动脉硬化由于患者长期透析或年龄较大而较为常见，多发生于腹主动脉及髂动脉，表现为髂动脉内中膜增厚毛糙、管腔见强回声斑块附壁，可伴有声影。CDFI表现为动脉管腔血流变细，狭窄时出现混杂血流信号。PW表现为动脉狭窄处血流收缩期峰值流速加快，远端动脉呈低阻力血流。在选择移植部位时应考虑硬化部位的严重程度和动脉狭窄的出现，这些因素可使血管吻合困难。同时观察髂外动静脉位置、管壁、管腔情况、有无变异，以及有无斑块、狭窄、血栓形成等。

3.观察下尿路

膀胱输尿管反流、膀胱憩室可促进移植术后尿路感染的发生，为手术禁忌。

4.观察肾外情况

评估心脏、肝脏等重要脏器，腹部血管情况，排除肾移植禁忌证，如心力衰竭、肝衰竭、肺衰竭和肾外器官恶性肿瘤等。

四、临床意义评价

术前血管检查，特别是髂血管检查，是移植肾受体术前必不可少的一项检查，可以排除髂窝有无异常包块，观察髂血管走行有无先天畸形、有无硬化斑块、管腔有无血栓等。

第4节 肾移植供体术前超声检查

一、检查目的

评估肾脏大小、形态及功能，明确肾动静脉的数量、分支，有无变异等，观察整个泌尿系统的解剖。

二、检查方法

以二维超声及CDFI检查为主。必要时采用超声造影。患者取仰卧位，探头置于两侧腰部对供体肾脏进行多切面扫查。先做肾长轴扫查，显示肾最大纵断面后冻结图像，测量长径，在完整显示肾长轴的基础上，将探头做十字交叉，由肾的中部向上和向下滑行扫查，显示肾门处的短轴切面，并测量宽径、厚径，以及肾实质、皮质厚度。

三、观察内容

1.肾脏

观察肾脏大小、形态、包膜、肾内结构及肾周情况，了解有无弥漫性病变及局灶性病变，排除不适合作为肾移植供体的病变（图4-4-1，图4-4-2）。

2.肾血管

观察肾动脉各级分支血管的分布及其血流充盈程度。了解肾动脉、肾静脉解剖结构及其通畅性、数量、分支，有无血管病变及变异。在肾上下极寻找副肾动脉，在主肾动脉周围寻找副肾动脉，观察肾动脉主干长度、内径及有无狭窄，测量副肾动脉内径及距主肾动脉距离，同时观察肾静脉结构有无异常，肾静脉主干长度、内径。

通过彩色多普勒超声观察各级动脉的血流充盈情况、频谱形态、测量血流参数，包括收缩期峰值流速、阻力指数、加速度、加速时间等。取样容积一般为 1～2 mm，与血流方向尽量保持平行，角度≤60°（图4-4-3～图4-4-7）。

3.输尿管

观察输尿管有无扩张或狭窄，有无结石及占位。

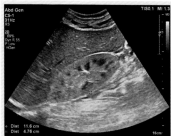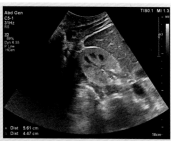

图4-4-1　弃用供体肾大小及肾内结构

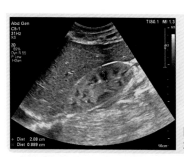

图4-4-2　弃用供体肾实质回声增强

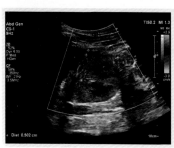

图4-4-3　弃用供体肾血流树稀疏

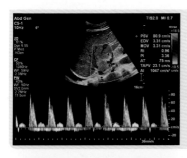

图4-4-4　弃用供体肾主动脉阻力指数增高

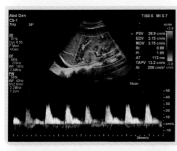

图4-4-5　弃用供体肾段动脉峰值流速减低，阻力指数增高

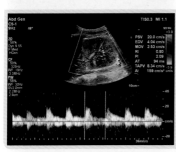

图4-4-6　弃用供体肾叶间动脉阻力指数增高

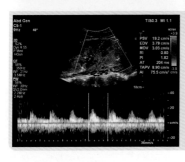

图4-4-7　弃用供体肾弓状动脉阻力指数增高

四、正常超声表现

1.二维超声

正常成年人肾脏大小：长径为10～12 cm、宽径为4～5 cm、

厚径为3~4 cm，实质厚度为1~2 cm，皮质厚度为0.6~1.2 cm，肾窦分离<0.8 cm。肾实质回声低于肝回声。

2.CDFI

肾主动脉收缩期峰值流速为60~100 cm/s，肾段动脉收缩期峰值流速为40~60 cm/s，肾叶间动脉收缩期峰值流速为20~40 cm/s，各级动脉阻力指数为0.50~0.75。

五、临床意义评价

供体血管的解剖是肾移植手术的基础，术前全面了解相关血管的解剖结构对供体及受体的筛选、手术方案制订和避免供体及受体相关并发症等均有重要作用。以往肾血管的检查依靠动脉造影及CT血管成像技术，但是因部分患者对造影剂过敏，且辐射较大，所以并不是理想首选检查方法；超声能清晰显示肾动脉主干及分支的结构及血流状况，作为一项简便、无创、经济、可靠的检查方法已得到普遍认可，超声造影更有价值。

第5章

肝肾移植术中超声检查

第1节　肝移植术中超声检查

一、检查目的

（1）活体肝移植供体肝脏切除前，根据不同手术方式，确定并标记肝静脉位置、走行及其粗大属支，指导供肝切除，并可探查门静脉、肝动脉变异情况。

（2）在肝移植血管重建后，观察移植肝门静脉、肝动脉、肝静脉吻合血管通畅情况，了解有无栓塞、狭窄、扭曲等，以便及时处理，减少术后并发症，提高手术成功率。

二、仪器及检查方法

1.仪器

彩色多普勒超声诊断仪配备术中专用探头，具备超声造影功能则更好。使用T型或I型术中探头，频率为5.0～10.0 MHz。探头可用环氧乙烷气体消毒，或用两层无菌腔镜套包裹，探头与无菌套之间涂抹耦合剂消除气体干扰。采用无菌生理盐水作为探头与探查目标间的透声介质。

2.检查方法

（1）检查者：由1名超声科医师或外科医师手术台上操作探头进行探查，另1名超声科医师调节仪器并观察图像。检查医师须熟悉肝脏血管解剖结构，并预先了解术前相关影像学资料。

（2）探查方法及注意事项：扫查时一手将肝固定，另一手持握探头，进行多切面、多角度扫查。探查肝内血管时将探头直接置于肝膈面；探查肝外血管时，可在术区灌注一定量生理盐水作为声窗进行扫查。一般先使用二维超声观察血管走行、分布及其分支，测量血管内径，再采用CDFI观察有无血流信号、充盈情况、血流方向等，必要时进行多普勒频谱分析及血流量测量。调节仪器时，应根据目标的大小及位置深浅，选择适当的探查频率、扫查深度、合适的聚焦、脉冲重复频率等参数，使仪器条件达到最佳。

由于探头摆放的位置灵活性较大，图像与经腹部超声检查图像存在一定的差异。观察图像时，应先辨认图像左右与探头方位的关系。结合视诊、触诊及探头所在的部位，同时与解剖学知识相结合，才能正确地解释图像。

三、观察内容

（1）活体肝移植供体肝脏切取前，重点探查肝静脉。将探头置于肝膈面，先确认下腔静脉位置。从肝脏上方的下腔静脉开始，沿肝膈面作纵断面、横断面扫描，确认肝中静脉全程走行，并在肝表面利用电刀进行标记（图5-1-1）。如切取右半肝作为供肝时，须仔细扫查肝中静脉的属支及副肝右静脉，重点标记直径>5 mm的粗大属支的汇入点及其在肝表面的投影，以便对这些静脉进行必要的重建和吻合（图5-1-2）；如切取左半肝作为供肝，还应明确肝中静脉是否与肝左静脉共干。

此外，根据外科医师需要，进一步扫查门静脉、肝动脉及肝内胆管是否存在变异。

（2）完成肝移植血管重建后，CDFI可观测肝血流：观察移植肝门静脉、肝动脉、肝静脉吻合口及其近端、远端血流情况（图5-1-3，图5-1-4）。

首先，观察门静脉吻合口内径及血流充盈情况，测量血流速度及血流量，正常门静脉流速>15 cm/s，流量>800 mL/min。若发现门静脉血流明显不足，应注意判断是侧支分流造成或是门静脉部分血栓形成；如门静脉血流量明显增大（>25 mL/min/kg），提示术后有发生小肝综合征的可能，手术中可考虑进行脾动脉结扎、门静脉–下腔静脉分流等相应处理。

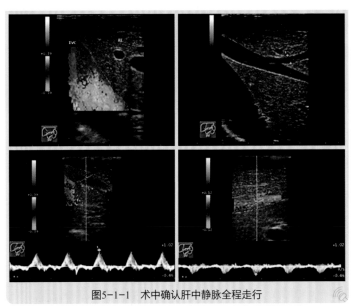

图5-1-1　术中确认肝中静脉全程走行

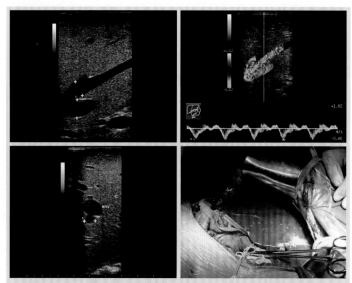

图5-1-2　术中标记肝中静脉粗大属支内径、汇入点及位置关系

其次，观察肝动脉血流充盈情况、肝动脉频谱波形，测量血流参数（收缩期峰值流速、加速度时间、阻力指数等）。正常肝动脉收缩期峰值流速＞40 cm/s，阻力指数＞0.5。如肝动脉流速减低，阻力指数增高，须考虑肝动脉痉挛，可以术中给予利多卡因解痉。肝动脉狭窄或部分栓塞时，狭窄处肝动脉峰值流速＞180 cm/s，阻力指数＞0.8，远端肝动脉呈"小慢波"，峰值流速＜40 cm/s，加速度时间＞0.08 s，阻力指数＜0.5。如发现肝动脉无血流信号或血流显示不良，吻合口远端峰值流速＜25 cm/s，在排除血管痉挛因素后，提示有肝动脉急性血栓形成、吻合口狭窄、吻合血管成角等可能，需要重新吻合肝动脉（图5-1-5）。

最后，观察肝静脉及吻合后下腔静脉血流通畅性，测量肝静脉血流速度及观察其频谱波形，肝静脉流速＞10 cm/s，频谱为双相或三相，如发现肝静脉血流速度明显减低，肝静脉呈单向平坦波形时，应考虑有肝静脉流出道不畅的可能，如肝静脉血栓形成、血肿压迫第二肝门、肝位置偏移等，术中需要处理吻合口或调整移植肝位置，保证移植肝流出道的通畅。

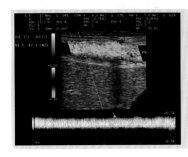

图5-1-3 术中直接观察植入门静脉

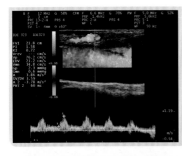

图5-1-4 术中直接观察植入肝动脉

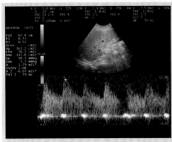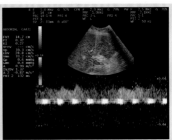

吻合口远端肝动脉收缩期峰值流速减低至21.6 cm/s，阻力指数减低至0.34，加速时间延长至0.097 s，提示肝动脉狭窄可能，切除吻合口血管证实为肝动脉部分血栓形成。

图5-1-5 术中肝动脉显示不良

四、临床意义评价

术中超声采用高频率专用探头，提高了分辨力，能实时动态显示肝脏及其血管解剖形态及血流动力学信息；而且探头直接放置于脏器表面探查，减少了干扰因素及伪像，极大地提高了诊断的准确性及敏感度。

但肝动脉及其分支因管径相对细小，解剖结构较复杂，即使高频术中超声探头的显示能力也有限，难以准确诊断肝动脉变异。利用术中超声造影对肝动脉的观察有所帮助。

对于供肝胆管变异的观察，术中普通超声效果不佳，但利用术中胆管超声造影检查有一定价值。

第2节　肾移植术中超声检查

一、检查目的

评价移植肾血管再灌注情况，了解移植肾血管吻合和输尿管吻合的通畅情况，减少术后并发症。

二、仪器及检查方法

1.仪器

采用带术中专用探头的彩色多普勒超声仪，具有超声造影功能则更好。使用T型或I型术中探头，频率为5.0～10.0 MHz。探头可用环氧乙烷气体消毒，或用两层无菌腔镜套包裹，探头与无菌套之间涂抹耦合剂消除气体干扰。采用无菌生理盐水作为探头与探查目标间的透声介质。

2.检查方法

（1）检查者：由1名超声科医师或外科医师在手术台上操作探头进行探查，另1名超声科医师调节仪器并观察图像。检查医师须熟悉血管解剖，并预先了解术前相关影像学资料。

（2）探查方法及注意事项：扫查时一手持握探头，另一手将观察物固定，进行多切面、多角度扫查。探查移植肾内血管时将探头直接置于肾表面；探查肾外血管时，可在术区灌注一定量生理盐水作为声窗进行扫查。

一般先使用二维超声观察血管走行、分布及其分支，测量血管内径，再采用CDFI观察有无血流信号、充盈情况、血流方向等，必要时进行多普勒频谱分析及血流量测量。调节仪器时，应根据目标的大小及位置深浅，选择适当的探查频率、扫查深度、合适的聚焦、脉冲重复频率等参数，使仪器条件达到最佳。

由于探头摆放的位置灵活性大，图像与经腹超声检查图像存在一定的差异。观察图像时，应先辨认图像左右与探头方位的关系。结合视诊、触诊及探头所在的部位，同时与解剖学知识相结合，才能正确地解释图像。

三、观察内容

（1）移植肾内部结构及血管再灌注质量（有无异常回声区）。

（2）输尿管膀胱吻合情况。

（3）在供肾植入血管重建后，观察移植肾吻合血管通畅情况，了解有无血管栓塞、扭曲、狭窄等，便于及时处理。特别关注吻合血管的位置，动脉有无弯曲或"扭结"，吻合部位或肾门的小血管分支有无渗漏，静脉有无张力，其可能会成为移植后血管狭窄或循环紊乱的原因。

四、临床意义评价

术中超声不仅采用了高频率专用探头，提高了分辨力，能实时动态显示肾脏及其血管解剖结构、血流动力学信息，而且探头直接放置于脏器表面探查，减少了干扰因素及伪像，极大地提高了诊断的准确性及敏感度。

但高频术中超声探头的显示能力也有限，难以准确诊断时，利用术中超声造影对诊断有帮助。

第 6 章

肝肾移植术后超声监测

第1节　肝移植术后超声监测

一、检查目的

（1）术后常规观察并追踪随访肝移植受体恢复情况。

（2）及时监测并诊断术后血管、胆管及其他并发症，指导治疗并观测治疗效果。

二、检查方法

对术后早期患者进行床旁检查。一般于术后1天内进行首次超声检查，术后1周内每天检查一次，1周后隔天检查一次。术后1个月内每周至少进行2~3次超声检查，直到患者稳定。如遇异常情况，则须增加检查次数。对于中后期患者，一般建议每隔3个月左右进行超声复查一次，有术后并发症者或术前为肝恶性肿瘤患者复查间隔时间应更短。

仪器条件及扫查方法与常规腹部超声检查类似。

术后早期由于伤口、敷料，以及引流管的影响，肋缘下检查受到限制，多采用右肋间扫查，可能影响部分切面的观察。此外，由于患者不能自主控制呼吸，进行CDFI检查特别是频谱分析有一定困难，推荐由操作熟练的医师进行检查。

三、观察内容

1.二维超声

①肝脏大小、形态、实质回声，肝内有无异常回声；②肝内外血管走行、管腔内有无异常回声；③肝内外胆管（重点观察吻合口）有无梗阻、扩张，胆管管壁有无增厚及管腔内有无异常回声；④肝周、膈下、胸腔及腹盆腔有无积液、积血；⑤脾脏大小等。

2.CDFI

（1）门静脉：观察门静脉主干及吻合口管径，有无明显狭窄及扩张；门静脉血流方向是否正常、血流是否通畅，有无充盈缺损，有无高速湍流，有无侧支形成。

（2）肝动脉：观察肝动脉吻合口管径、动脉血流充盈情况及频谱形态；测量肝固有动脉血流参数：收缩期峰值流速、舒张末期流速、阻力指数、加速度、加速时间；测量左右肝内动脉阻力指数、加速时间；观察有无动脉血流信号消失，有无高速湍流，有无侧支形成。

（3）肝静脉及下腔静脉：观察三条主要肝静脉、下腔静脉管径，血流是否通畅，以及血流方向和频谱形态；有无管腔狭窄或扩张，有无血流信号消失，有无高速湍流及异常频谱等。

3.超声造影

超声造影作为CDFI的补充，能较清晰地显示肝内血管（图6-1-1），观察血管有无闭塞、狭窄、瘤样扩张，有无侧支形成；造影还可鉴别癌栓与血栓。

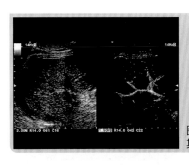

图6-1-1 超声造影示肝动脉及其分支清晰显示

四、超声表现及超声诊断

（一）正常肝移植受体术后超声表现

1.二维超声

在肝移植术后早期，肝可稍增大，部分病例可出现一过性实质回声增强，约2周后可恢复正常（图6-1-2）。肝内外胆管管径多正常，或呈轻度扩张，胆管壁回声可稍增强；胸腹腔可见少量或局限性积液。

2.CDFI

门静脉和肝静脉血流较容易显示，肝动脉则相对稍困难。肝动脉、门静脉及肝静脉的频谱与正常肝基本一致。肝移植术后早期，由于吻合口水肿，肝动脉速度较正常稍减慢，阻力指数升高，1～2周恢复；门静脉和肝静脉流速则较正常增高，约2周后才逐渐恢复到正常范围（图6-1-3～图6-1-10）。

（二）肝移植术后常见并发症

1.肝动脉并发症

（1）肝动脉血栓形成：是肝移植术后最常见的血管并发症，常发生于术后6周内，是肝移植失败最常见的原因。成年人发生率为4%～12%，小儿发生率较高，为15%～42%。常见原因有手术因素、肝动脉内径小（≤3 mm）、排斥反应等。

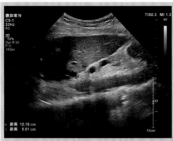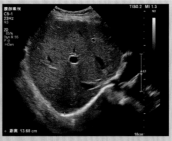

图6-1-2 移植肝大小测量

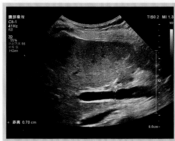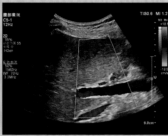

图6-1-3 移植肝门静脉内径及血流

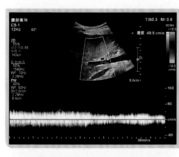

图6-1-4 测量移植肝门静脉流速

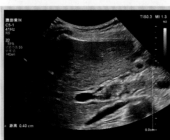

图6-1-5 测量移植肝动脉内径

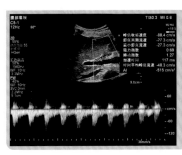

图6-1-6 测量移植肝动脉血流参数

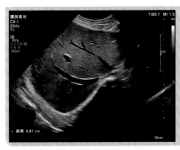

图6-1-7 测量移植肝右静脉内径

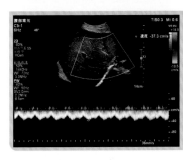

图6-1-8 测量移植肝中静脉流速

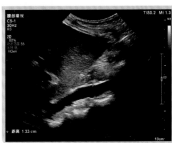

图6-1-9 测量移植肝下腔静脉内径

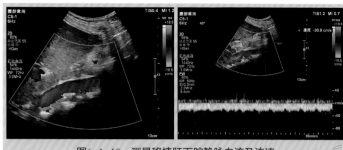

图6-1-10　测量移植肝下腔静脉血流及流速

◆ 超声表现

①肝门区及肝内动脉血流信号消失，是判断肝动脉血栓形成最重要的指标；②肝门区及肝内侧支循环形成，表现为不连续、不规则迂曲或网状的细小动脉血流，其血流峰值流速慢（<40 cm/s），阻力指数减低（<0.5），加速时间延长（>0.08 s）；③肝继发缺血梗死，表现为肝内楔形低回声区，边界欠清，内部血流信号减少，其分布与栓塞肝动脉供血的肝区有关；④伴随肝动脉血流信号消失，部分病例可代偿性门静脉内径增宽和流速增快。

超声造影表现为动脉期肝内外均无动脉血流灌注显像，仅见门静脉血流灌注（图6-1-11）。当合并局部肝梗死时，超声造影表现为肝内楔形无增强区，边界清楚。但当发生肝动脉血栓并侧支形成时，超声造影显示肝门部可见细网状动脉血流灌注。

肝动脉血栓形成是移植术后常见且严重的并发症之一，及时诊断并早期处理有利于提高移植肝的存活率。CDFI是重要的首选筛查手段，但其诊断准确性不高，易受多种因素影响，出现假阳性和假阴性。当发生急性排斥反应、移植早期肝水肿、肝动脉狭窄细小、肝动脉血流速度缓慢、仪器的敏感度不够时，可不显示动脉血流信号，导致假阳性诊断；而当闭塞的肝动脉周围形成侧支循环时，仍可检测到动脉血流，或者将其他肝外动脉误认为肝动脉，可能出现假阴性结果。

超声造影可以提高肝动脉血栓形成的诊断准确性，特别是急性肝动脉血栓形成，超声造影可明确诊断，并可排除CDFI的假阳性诊断。故对于CDFI怀疑肝动脉血栓形成者，建议采用无创性超声造影检查，可减少不必要的有创性数字减影血管造影检查。但当肝动脉血栓周围形成侧支循环时，由于难以判断侧支供血动脉

40

的来源，超声造影也可能会出现假阴性诊断。

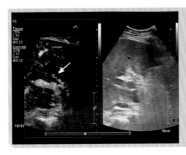

图6-1-11　血栓后肝门部肝动脉
见造影剂充盈缺损（箭头）

（2）肝动脉狭窄：多于术后4周内出现，发生率为1%～5%，儿童发生率更高，达25%。狭窄最常发生于吻合口处和血管重建的转折处。肝动脉狭窄常见原因有血管钳损伤、动脉扭曲或者痉挛。

◆ 超声表现

二维超声：诊断肝动脉狭窄意义不大。

CDFI：①肝动脉局部血流变细，动脉狭窄段或其远端出现湍流，峰值流速增高（＞180 cm/s）；②肝内动脉流速减低（＜40 cm/s），阻力指数降低（＜0.5），加速时间延长（＞0.08 s），呈"小慢波"。

超声造影：可显示肝动脉结构，肝动脉狭窄多表现为吻合口局限性狭窄、肝动脉"串珠状"或节段性狭窄（图6-1-12），少数表现为肝动脉弥漫性变细狭窄。利用三维超声造影技术有利于显示空间解剖结构复杂的肝动脉病变，如鉴别在水平面折叠成角或者狭窄等病变。

移植术后肝动脉多走行迂曲，且由于肠气、肋弓等干扰，CDFI较难完整显示肝动脉行程。对于肝动脉狭窄，由于动脉管径细小、彩色血流外溢等，CDFI难以准确判断狭窄部位及狭窄程度，但发现肝内动脉峰值流速减低，阻力指数降低，加速时间延长，肝外或肝门部动脉探及高速湍流，对诊断肝动脉狭窄有提示作用。

超声造影在动脉早期可单独显示肝动脉，并可在实时动态状态下，沿肝动脉走行区域改变切面及角度追踪扫查，不受门静脉、肝实质成像的干扰，且无彩色血流外溢影响，可显示狭窄部位，并判断其狭窄程度，有利于提高诊断肝动脉狭窄的准确性。故对可疑肝动脉狭窄者，建议行超声造影检查，协助诊断。但超声造影同样受肠气、肋弓等因素干扰，影响对肝外动脉病变的显示。对于超声造影诊断不明确者，须行CT/磁共振血管造影或数字减影血管造影进一步明确诊断。

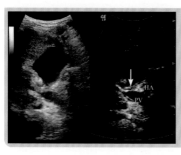

HA：肝动脉；PV：门静脉。

图6-1-12　超声造影示动脉期肝动脉局部狭窄（箭头）

（3）肝动脉假性动脉瘤较为罕见，发生率为1%～2%，分为肝外型和肝内型。肝外型通常发生在肝动脉吻合口处，主要与细菌等感染有关。肝内型多继发于移植肝穿刺活检术后。

◆ 超声表现

二维超声：肝门部或肝实质内囊性搏动性包块，其内可见附壁血栓。

CDFI：其内可见红蓝参半漩涡状血流信号。

PW：可探及双相血流频谱或高速湍流频谱（图6-1-13）。

超声造影：在肝动脉旁出现圆形或半圆形的造影剂充填区，并与肝动脉连通。

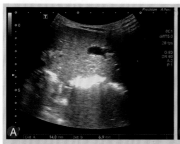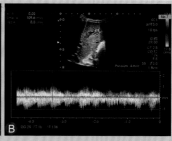

A.移植肝左叶囊性无回声结构；B.无回声结构内探及血流信号及动静脉频谱。

图6-1-13　PW示移植肝左叶动静脉瘘

对于较大肝动脉假性动脉瘤，CDFI容易诊断；但对于较小的假性动脉瘤，或位置较深，则不易辨认而造成漏诊。超声造影能提高诊断的准确性。

2.门静脉及腔静脉系统并发症

（1）门静脉吻合口、肝上下腔静脉吻合口狭窄：门静脉、肝上下腔静脉狭窄部位多发生于吻合口处，大部分原因为吻合口瘢痕挛缩、扭曲或外在压迫。狭窄的临床表现与狭窄程度有关，轻者一般无明显表现，重者可发生门静脉高压、肝衰竭、腹腔积液等。

◆ **超声表现**

门静脉吻合口狭窄表现为：①吻合口内径<4 mm；②CDFI示吻合口"五彩镶嵌"血流；③PW可探及吻合口高速湍流，狭窄处及远端血流速度可达近端4倍以上（图6-1-14）；④同时可伴有门静脉高压表现，如脾增大、大量腹腔积液、门静脉血流反向、肝门部侧支循环形成等。

肝上下腔静脉吻合口狭窄表现为：①吻合口内径变细，内径<6 mm；②狭窄部位血流变细；③狭窄处可探及高速湍流；④狭窄远端下腔静脉及肝静脉管径扩张，血流频谱波形变平坦，血流速度缓慢。

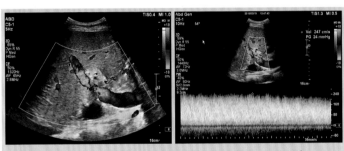

移植肝门静脉吻合口狭窄处内径明显减小，血流紊乱，流速增高，V_{max}为247 cm/s。

图6-1-14　PW示移植肝门静脉吻合口狭窄

超声造影可直接显示门静脉或肝上下腔静脉吻合口变细、狭窄（图6-1-15）。

门静脉或肝上下腔静脉吻合口狭窄较少见，普通超声具有重要诊断价值。当门静脉吻合口内径<4 mm，同时伴有门静脉高压表现时，可提示门静脉吻合口狭窄。同样，肝上下腔静脉吻合变细，同时伴有远端血流受阻改变时，可提示下腔静脉吻合口狭窄。如仅有吻合口变细、狭窄，而无相应门静脉高压或远端血流受阻，或者无明显临床表现时，不需要诊断为门静脉或下腔静脉

吻合口狭窄，可以继续追踪随访。

　　由于门静脉、下腔静脉管径相对较粗，一般不需要行超声造影。但在少数情况下，如门静脉或下腔静脉吻合口显示不清，而CDFI示有高速湍流或涡流，怀疑狭窄时，可行超声造影协助诊断。

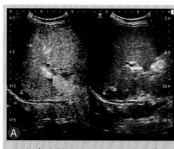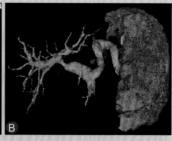

A.超声造影示吻合口处造影剂灌注血流束变细；B.CT血管造影三维重建门静脉吻合口。

图6-1-15　门静脉吻合口狭窄

　　（2）门静脉、下腔静脉栓塞（包括血栓及癌栓）。

　　◆ **超声表现**

　　二维超声：管腔内絮状或团块状回声，可部分或完全充填管腔，新鲜血栓一般为低回声，随时间延迟表现为等回声或高回声。

　　CDFI：局部充盈缺损，周边血流变窄，出现高速血流；完全栓塞表现为管腔内无血流信号。

　　3.胆管并发症

　　胆管并发症是目前影响肝移植受体长期生存率和生活质量的最主要的因素之一，发病率高，是肝移植术后超声监测的重点。常见的胆管并发症包括胆瘘、胆管狭窄、胆管结石或胆泥形成、胆汁瘤等。

　　（1）胆瘘：是肝移植术后严重的胆管并发症，可分为肝外胆瘘和肝内胆瘘。肝外胆瘘分为吻合口瘘、肝断面胆瘘。肝内胆瘘可形成胆汁瘤。

　　◆ **超声表现**

　　二维超声：肝门部局限性液性无回声区，边界尚清，形态不规则，如伴有感染，无回声区内可见细点状或絮状回声，有时可有气体反射。间接征象包括肝内胆管壁回声增强，胆管扩张，有时可见肝门部液性无回声区与胆管相连。

CDFI：无回声区内无血流信号。

如超声明确显示肝门部局限性无回声区与胆管相连，肝内胆管扩张，可提示胆瘘。但一般情况下胆瘘超声表现无特异性，应与局限性积液、积血、脓肿等相鉴别。超声引导下穿刺抽液可鉴别诊断。

（2）胆管狭窄：常发生在移植术后几周内，也可发生在术后几年。胆管狭窄按发生部位可分为吻合口狭窄和非吻合口狭窄，以前者多见。胆管狭窄常合并胆泥、结石等形成。

◆ 超声表现

吻合口狭窄表现为吻合口局部管腔变窄、近端胆总管及肝内胆管弥漫性扩张，管壁回声无明显改变（图6-1-16）。

非吻合口狭窄（缺血性胆管病变所致）常累及肝门部胆管，表现为肝内胆管局部狭窄伴胆管扩张，可单发或多发，多发者呈"串珠样"改变，管腔内透声性差，局部胆管壁增厚毛糙，回声增强。

合并胆泥或结石形成时表现为：①点状或絮状回声，多为中等回声，与胆管壁分界尚清，后方不伴有声影，呈局限性或弥漫性分布，管腔内透声差；②结石多呈高回声或强回声，呈团块状，边界清晰，后方可伴有声影；③远端胆管可轻度扩张。

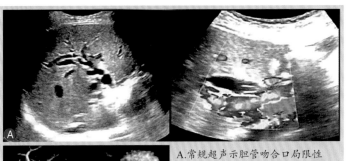

A.常规超声示胆管吻合口局限性狭窄，内径为0.36 cm，供体段胆总管内径为1.06 cm，肝内胆管呈"树枝样"扩张，较宽处内径约为0.68 cm；B.磁共振胰胆管成像示胆总管吻合口狭窄，肝内胆管均匀扩张。

图6-1-16　胆管吻合口局限性狭窄

对于缺血性胆管病变所致非吻合口狭窄，超声造影可显示增厚的胆管壁无血流灌注或动脉期呈低增强，反映了胆管壁坏死及缺血情况。二维超声对胆管狭窄诊断并不敏感，但对肝内外胆管扩张的间接征象诊断有80%以上的敏感度。采用超声高分辨局部放大功能可观察胆管吻合口及肝门部胆管有无局部胆管壁增厚毛糙、回声增强等伴随表现，有利于提高超声诊断胆管狭窄的敏感度和准确性。

超声检查可作为胆管狭窄的初筛手段。最终须行经皮穿刺肝胆道成像或经内镜逆行胆胰管成像检查明确诊断。

（3）胆汁瘤是指胆汁在胆管树以外聚积，表现为肝内外的囊性瘤样结构，可分为医源性、外伤性和自发性。其可以由肝内外胆瘘形成，也可能是末梢胆管局限性扩张，胆汁潴留所导致。

◆ 超声表现

二维超声：①肝内散在分布片状低回声或无回声区，大小不一，大者可达10 cm，形态多不规则，边界欠清，可见无回声区与扩张的胆管相连；②如伴有感染，表现为无回声区内可见点状、絮状回声；③同时可合并胆管狭窄扩张、胆管壁回声增强、胆管内胆泥或胆结石形成。

CDFI：无回声区内无血流信号。

胆汁瘤超声表现无特异性。当患者存在胆管狭窄、胆管内胆泥或胆结石形成等，同时存在肝内局灶性无回声区，并与胆管相连时，应考虑到胆汁瘤可能。但其需要与肝脓肿、肝内血肿、梗死灶等相鉴别。超声引导下穿刺抽液或者穿刺活检可鉴别诊断。

4.急性排斥反应

急性排斥反应是肝移植术后常见并发症，是引起肝功能异常最常见的原因，发生率为30%～90%。常见临床表现为转氨酶、胆红素升高，继而出现发热、腹痛、肝脾肿大等。超声引导下肝穿刺活检是确诊移植肝排斥反应的最佳手段。超声检查诊断排斥反应缺乏特异性。

◆ 超声表现

①发生急性排斥反应时，肝Glisson系统回声增强，呈"环形水肿征"；②肝静脉三相波消失，频谱呈连续平坦波；③肝动脉可因肝组织水肿挤压出现肝动脉血流速减低、阻力指数增高；④有时可见肝内胆管轻度扩张（图6-1-17）。

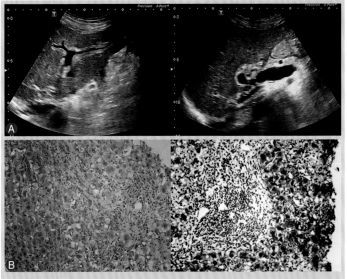

A.常规超声示移植肝肝实质回声稍强稍粗，肝Glisson系统回声增强，呈"环形水肿征"；B.超声引导下移植肝穿刺活检，病理学诊断为符合急性排斥反应。

图6-1-17 移植肝急性排斥反应

5.肿瘤复发

肝恶性肿瘤复发可发生于肝内，也可见于肝周区域、肝门部及腹膜后淋巴结、肾上腺、脾脏等。

◆ **超声表现**

二维超声：可见肝内或肝外局灶性低回声或中等回声区，形态可规则或不规则，边界欠清。

CDFI：病灶周边可探及包绕血流信号，内部血流信号可丰富或不丰富，有时可检出动脉血流。

超声造影：动脉期呈快速高增强，门脉期及延迟期消退呈低增强（图6-1-18）。

超声扫查应仔细、全面，既要扫查肝，也要扫查肝外重要区域，有利于及早发现肿瘤复发灶。普通超声诊断肿瘤复发较困难，不容易与移植肝的不均匀脂肪变性、局灶性坏死灶、血肿、脓肿、淋巴结等相鉴别。超声造影、增强CT/MRI有利于鉴别诊断，可提高诊断准确性。必要时行超声引导下穿刺活检以明确诊断。

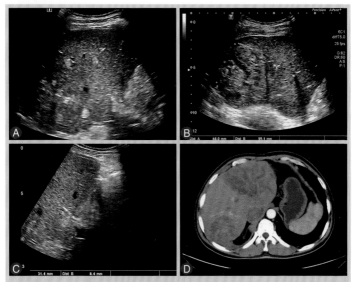

A、B.移植肝多发实性不均质回声结节，较大者约为6.8 cm×5.9 cm，边缘不规则，内部回声不均；C.移植肝门静脉内实性结构（考虑癌栓）；D.增强CT提示移植肝肿瘤复发。

图6-1-18　移植肝肿瘤复发

6.其他并发症

（1）腹腔积液与血肿：肝移植术后腹腔积液与血肿在术后早期较常见，发生率为50%～70%。常见发生部位为膈下、肝周及腹腔内等，以右肝下最为常见。

◆ 超声表现

①积液表现为肝周或腹腔内无回声区；②血肿早期表现为肝周或腹腔内无回声区，回声一般较积液稍高，随时间推移可表现为条索状、低回声或高回声，后期可液化为无回声；③积液内部无血流信号。

（2）脓肿：肝移植术后脓肿形成是常见的并发症，是患者死亡的原因之一，大部分由细菌感染引起，占80%以上，常继发于胆管感染。

◆ 超声表现

二维超声：肝内或腹腔单个或多个局灶性不均质低回声，形态呈类圆形或不规则形，边界模糊，周边回声较强，脓肿液化时，中央可出现片状无回声区。

CDFI：脓肿周边可见较为丰富血流信号，内部一般无血流信号。

超声造影：动脉期或早期脓肿周边呈高增强，内部呈低增强或无增强，门脉期及延迟期周边部增强消退，内部呈无增强（图6-1-19）。

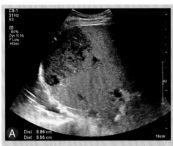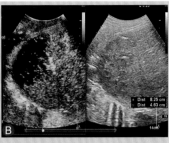

A.二维超声示移植肝右后叶实质见范围约为8.96 cm×5.55 cm的局限性片状稍低回声区；B.超声造影示病灶三期呈不均匀低增强。实验室检查提示肺炎克雷伯菌，泛耐药菌感染。

图6-1-19 肝移植脓肿形成

肝脓肿声像图表现较典型时，超声诊断较容易，但不典型者需动态随访，必要时需行超声引导下穿刺活检或抽液明确诊断、治疗。超声造影检查对肝内外脓肿诊断具有价值。

第2节 肾移植术后超声监测

一、检查目的

（1）术后观察并监测肾移植受体恢复情况。

（2）发现并诊断术后并发症，监测并指导治疗效果。

二、检查方法

肾移植术后早期监测通常行床旁检查。一般于术后1天内进行首次超声检查，术后1周内每天检查一次，术后1个月内每周至少进行2~3次超声检查，直至患者完全稳定。如发现异常，则需增加检查次数，以便密切动态观察。对于中后期患者，一般建议每隔3个月左右超声复查一次，若发现术后并发症则复查时间缩短。

通常移植肾置于髂窝内，上级靠外，下级靠内，肾门向内偏后，凸缘向外偏前，紧贴腹壁，位置表浅，检查条件较好。检查前无需特殊准备。患者取仰卧位，探头自髂骨上至移植肾作一系列横切面和纵切面扫查，确定肾的上极和下极，测量肾的长径、宽径和前后径，观察肾边缘轮廓、内部结构及肾周围回声。

CDFI和PW可注意观察移植肾内的血管分布及动静脉的血流充盈状况，并测量分析移植肾血流参数。因移植肾位置表浅，检查时注意探头压向组织的力量尽量要轻，因为压力过大可引起移植肾内的压力升高，舒张期血流下降，并且可使血管腔变窄，流速增快。

三、观察内容

（1）测量移植肾大小，观察移植肾边缘轮廓、形态。

（2）观察移植肾结构：包膜、实质、皮髓质界限、皮质、椎体、肾窦、肾盂、近端输尿管。

（3）移植肾血流灌注情况：CDFI和PW观察肾的血流分布，测量各级肾动脉频谱的收缩期峰值流速、舒张末期峰值流速、搏动指数、阻力指数、加速度、加速时间等血流动力学参数，应特别注意吻合口及附近血管。彩色多普勒能量显像检查注意观察肾实质细小血管的灌注状况。

（4）重点监测移植肾术后并发症。

四、注意事项

为保证每次检查结果之间的可比性，在进行移植肾规范化超声图像采集时，要求下列条件必须一致。

（1）在移植肾最大长轴切面上，进行移植肾大小、锥体大小、皮质厚度、肾皮质与集合系统比值等各项二维参数的测量。CDFI、三维超声仪器检查条件（量程、滤波、取样容积、声速与血流方向夹角、三维采样角度）必须相同。

（2）在移植肾主干和肾内血管树分支的最佳长轴切面图上，进行移植肾二维能量图血流成像血流分级及移植肾三维血管成像血流分级。

（3）进行移植肾主动脉、段动脉、叶间动脉及弓状动脉血流频谱图像采样时，最好选择在移植肾中段轴位线上，这样肾内动脉、静脉血流方向正好朝向或背离探头，得到的频谱形态最佳、血流参数最为准确。

（4）进行移植肾三维彩色血流图像采集时，应选择移植肾内血管树主干和分支长轴血流显像的最佳切面，采集图像的角度需调整至50°～55°，并包含供受体吻合动脉、静脉血管，这样重建的图像完整性、连续性好，吻合血管与肾的关系明确；评价重建的三维彩色血管图像时，要选择图像360°旋转方式，便于前后立体观察吻合动脉、静脉的连接方式，了解血管有无病变及入肾血管有无变异，为临床提供更多信息。

（5）吻合口附近的移植血管常明显弯曲，易被误认为狭窄。在术后早期，因存在伤口、软组织水肿、肠气和移植肾周围软组织内夹杂气体的干扰，吻合口有时难以显示。

（6）移植早期轻度肾盂扩张不能直接说明存在尿路梗阻。

（7）超声检查判断急性排斥反应，必须结合临床症状和实验室结果，不宜单独使用。

（8）移植肾病变超声鉴别诊断困难时，可行超声造影、超声引导下肾活检，有助于鉴别。

五、超声表现及超声诊断

（一）正常肾移植受体术后超声表现

1.二维超声

移植肾多置于髂窝，位置表浅，形态呈椭圆形，边界清晰，包膜光滑完整，呈带状强回声，连续性好（图6-2-1）。正常移植肾皮质呈实性均匀弱回声，皮髓质分界清晰。肾锥体回声略低于皮质，尖端朝向肾窦，呈倒三角形。肾集合系统回声略增高，高于肾实质回声，无明显肾窦分离现象（图6-2-2）。肾门结构可于肾横切面清晰显示，可见肾门部的输尿管壁回声略高，无扩张现象。

移植肾大小是术后重要的评估指标，一般长径＜12 cm，宽径＞前后径。移植肾体积可用公式计算，$V=$长径×宽径×厚径×0.52（图6-2-3）。如体积突然增大，尤其是前后径增大明显时，提示存在急性排斥反应可能。

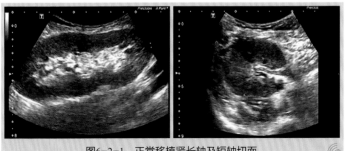

图6-2-1　正常移植肾长轴及短轴切面

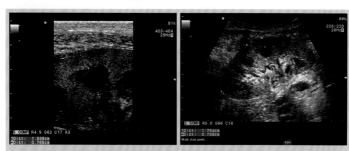

图6-2-2　移植肾观察包膜、皮质、皮髓质界限、椎体、肾窦、肾盂等结构，测量肾实质厚度

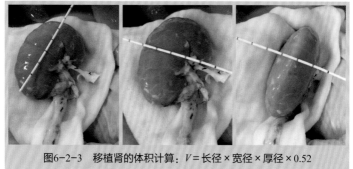

图6-2-3　移植肾的体积计算：$V = 长径 \times 宽径 \times 厚径 \times 0.52$
（对于不规则球体的移植肾来说，测得的体积存在误差）

2.CDFI

正常移植肾血流充盈好，各级动脉表现为自肾门起至包膜下完整的"树枝状"连续血流，且血流束由少变多，由粗变细，皮质内可见均匀分布的血流信号。

由于肾静脉较肾动脉粗，二维超声声像图上较易显示，表现为无回声管状结构。但有时需行CDFI检查，与扩张的输尿管相鉴别，肾静脉表现为与伴行的动脉血流方向相反的血流束，血流信号较丰富，可达肾皮质层。

3.频谱多普勒超声

正常移植肾各级肾动脉呈收缩期快速上升，收缩期后为缓慢平坦持续的舒张期下降段。通常移植肾动脉阻力指数<0.7。收缩期加速时间<0.07 s，随着动脉向皮质内逐渐分级，各级肾动脉收缩期峰值流速、阻力指数、搏动指数数值均逐渐降低呈负向梯度。以上各级动脉的血流参数如能保证在一条动脉及其分支内进行检测，可减少误差，提高重复性（图6-2-4）。

肾门部肾静脉主干的频谱呈带状，受呼吸影响而略有波峰，肾内静脉受此影响较小，表现为连续较平坦的带状频谱。

（二）肾移植术后常见并发症

1.非血管并发症

（1）超急性排斥反应、加速性排斥反应：多发生在移植肾恢复供血的数分钟至数小时内，因此多在术中即可诊断。

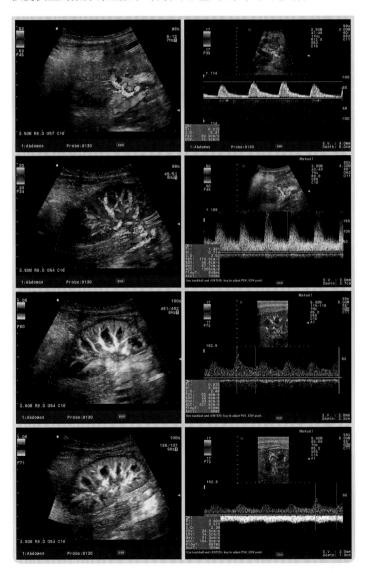

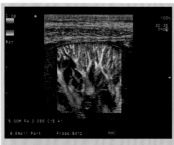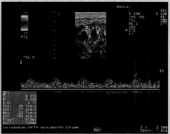

图6-2-4　正常移植肾肾主动脉、段动脉、叶间动脉、弓状动脉、小叶间动脉血流及频谱

◆ 超声表现

二维超声：移植肾体积一般无明显变化，内部结构欠清晰，皮质呈广泛或斑片状回声减低，肾周可见无回声渗出液。

CDFI：移植肾血流信号稀疏，叶间动脉、弓状动脉血流信号消失。

PW：舒张期血流消失或呈负向血流，阻力指数、搏动指数增高。

（2）急性排斥反应：一般发生在术后数天至数月内，尤其是在肾移植术后1～3周。

◆ 超声表现

二维超声：①移植肾体积短期内显著增大，肾体积在移植后2周增大25%，或突然增大25%以上并持续5天以上有较好的诊断意义（图6-2-5）；②肾椎体显著增大水肿，并伴有回声减低；③肾窦回声减低，分散不均，严重时肾窦与实质分界不清。

CDFI：肾皮质内血流信号稀疏（图6-2-6）。

PW：各级动脉收缩期峰值流速增高，舒张期血流降低、消失，甚至出现反向血流，阻力指数、搏动指数增高，通常阻力指数>0.8，搏动指数>1.8，可提示急性排斥反应（图6-2-7）。

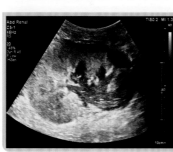

图6-2-5　移植肾体积明显增大

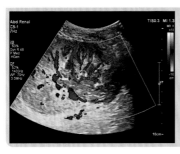

图6-2-6 移植肾血流信号稀疏

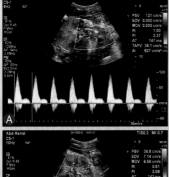

A.移植肾肾主动脉频谱（阻力指数为1.0）；B.移植肾段动脉频谱（阻力指数为0.97）；C.移植肾叶间动脉频谱（阻力指数为0.81）。病理提示符合急性排斥反应（轻型）。

图6-2-7 各级动脉阻力指数增高

（3）慢性排斥反应：发生在移植术后6个月或数年后。临床表现为肾功能逐渐减退，出现蛋白尿、血尿、进行性贫血及高血压。

◆ 超声表现

二维超声：早期移植肾体积稍增大，后期逐渐萎缩变小，肾包膜粗糙不平，肾实质变薄，回声增强，皮髓质界线不清晰；晚期肾结构紊乱，不能分辨肾内部结构。

CDFI：移植肾血管树稀疏，严重者叶间动脉及弓状动脉血流信号消失。

PW：各级动脉流速减低，尤其是段动脉和叶间动脉，部分病例阻力指数可增高，阻力指数>0.7。

（4）急性肾小管坏死：常发生于术后1天至1周。主要原因为移植肾的缺血损伤，临床表现为少尿、无尿及血肌酐渐进性增高。

◆ 超声表现

二维超声：移植肾体积变化不明显，常表现为肾锥体肿大，实质内可见片状回声减低区（图6-2-8），早期轻型可无异常。

CDFI：移植肾血管树欠清晰或血流信号欠丰富。

PW：肾内各级动脉舒张期流速降低或消失，甚至出现负向血流，轻型及中型者阻力指数可正常，严重者阻力指数增高，阻力指数增高≥0.80（图6-2-9）。

（5）环孢素A肾中毒：环孢素A为肾移植术后广泛应用的抗排斥免疫抑制剂，具有较高的肾毒性，其机制与环孢素A引起持续性肾血管收缩有关。

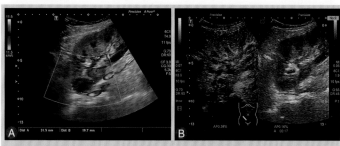

A.移植肾上极缺血灶；B.超声造影示移植肾上极实性低回声区呈低增强，考虑缺血灶。

图6-2-8　急性肾小管坏死缺血灶

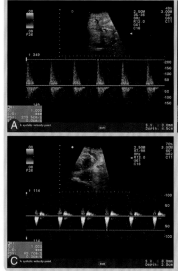

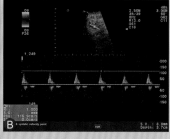

A.移植肾主动脉，RI为1.0；B.移植肾段动脉，RI为1.0；C.移植肾叶动脉，RI为1.0。

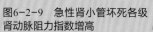

图6-2-9　急性肾小管坏死各级肾动脉阻力指数增高

◆ **超声表现**

二维超声：移植肾形态大小无明显变化。

CDFI：血流分布基本正常，或仅肾皮质部分血流减少。

PW：各级肾动脉峰值血流速度普遍减低，阻力指数多正常或轻微增高。

（6）尿瘘：发生在移植术后前2周内。尿瘘出现时间较早，常于肾移植术后2周内发生，积液多紧邻膀胱，患者尿量减少，穿刺液肌酐值增高。

◆ **超声表现**

通常发现位于肾下极与膀胱之间的液性无回声区。当肾移植于腹膜内时发现腹膜内的液性无回声区，极少数会存在于会阴或大腿内。

（7）肾周积液：种类很多，主要包括血肿、淋巴囊肿、尿性囊肿和脓肿等。

◆ **超声表现**

超声能清晰显示液性无回声区。淋巴囊肿声像图与血肿相似，但血肿会自然退化。尿性囊肿可测定抽出尿液的肌酐值，其与血肌酐值相同，同时含有少量淋巴细胞。

（8）输尿管狭窄：发生时间常为术后几个月内，多见于移植肾输尿管–膀胱吻合口。常见原因为吻合口水肿或输尿管纤维化。

◆ **超声表现**

二维超声：移植肾肾盂、肾盏扩张，内部为液性无回声区，输尿管近端内径扩张≥0.6 cm，探查至狭窄处腔隙明显变窄，局部输尿管管壁增厚（图6-2-10，图6-2-11）。

CDFI：肾盂、肾盏液性无回声区内未见血流信号。

PW：严重的肾积水可导致移植肾肾动脉受压，引起阻力指数增高。

（9）移植肾破裂：肾移植术后早期最严重并发症之一，发生在术后1个月内。发生原因主要为急性排斥反应、术后切口感染。

◆ **超声表现**

移植肾包膜连续性中断，移植肾肾周或包膜下可见液性无回声区或血肿回声。如肾盂破裂，表现为移植肾肾周液性无回声区，与肾盂相通（图6-2-12）。

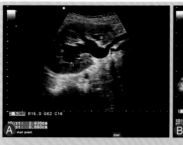
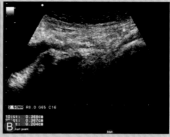

A.移植肾轻度积水（暗区宽为1.55 cm），移植肾输尿管近端扩张（内径为0.6 cm）；B.移植肾下段输尿管狭窄（内径为0.20 cm）伴上段扩张。

图6-2-10　移植肾积水，末端输尿管狭窄

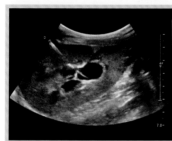
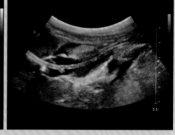

图6-2-11　超声引导下移植肾穿刺置管术

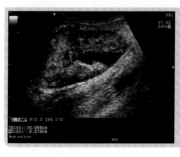

图6-2-12　移植肾破裂（中部肾门旁包膜连续性中断，包膜外见血肿形成）

（10）结石。

◆ **超声表现**

移植肾内或输尿管内强回声，后方伴或不伴声影。CDFI可发现结石后方有闪烁伪像。

2.血管并发症

（1）肾动脉血栓形成：发生率约为1%。常见原因包括术中肾动脉内膜损伤、冷缺血时间过长等。

◆ 超声表现

二维超声：若发生在肾动脉主干，移植肾体积略减小，轮廓欠清晰，肾实质回声不均匀，肾动脉主干内见血栓样回声；若发生在肾段动脉，则出现肾段动脉梗阻，梗阻部位早期表现为圆形的高回声区，逐渐转为低回声，表面形成切迹。

CDFI：肾内动静脉血流信号均消失或减少，如部分栓塞，其超声表现类似于肾动脉狭窄；如肾主动脉完全栓塞，则整个移植肾内动静脉均无彩色血流信号；如肾段动脉或更细小动脉栓塞，则表现为栓塞远心端分支内无血流信号（图6-2-13）。

PW：栓塞部位未探及相应频谱。

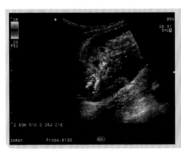

图6-2-13　移植肾中下段动脉栓塞部位无血流

◆ 鉴别诊断

移植肾动脉狭窄：参见本章"肾动脉狭窄"。

严重的移植肾排斥反应：CDFI可表现为肾内血流信号的减少；超声造影或数字减影血管造影检查，可确诊肾内血管是否栓塞。

（2）肾动脉狭窄：发生在术后数月或数年。狭窄位置常在吻合口或供肾动脉近端。主要原因包括：肾动脉撕裂、动脉吻合不佳、肾动脉扭曲成角或过短等。

◆ 超声表现

二维超声：常难以清晰显示动脉狭窄口，一般难以测量狭窄口的内径，早期肾动脉狭窄，移植肾可表现正常，若狭窄时间较长引起肾缺血，超声可表现为移植肾体积缩小，结构模糊不清，皮髓质分界不清等。

CDFI：肾内血流稀少，狭窄处血流束细窄，色彩亮度增加，狭窄处呈花色血流（图6-2-14），狭窄后扩张处血流束增宽，湍流出现，此为肾动脉狭窄的特征性表现。

PW：狭窄处峰值流速增高>180 cm/s（图6-2-15）或收缩期肾动脉与髂外动脉流速比为1.5；肾内动脉峰值流速减低、加速度减慢、阻力指数<0.5、加速时间延长≥0.08 s，呈"小慢波"（图6-2-16），其可作为肾动脉狭窄的诊断标准，也可观察狭窄肾动脉支架植入术后血流情况（图6-2-17）。

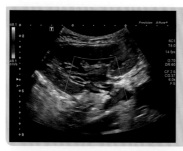

图6-2-14　移植肾肾主动脉狭窄处呈花色血流

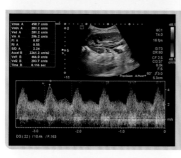

图6-2-15　移植肾肾主动脉狭窄处流速增高，V_{max}：450 cm/s

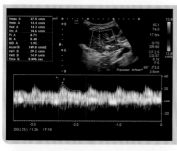

图6-2-16　移植肾内血流呈"小慢波"

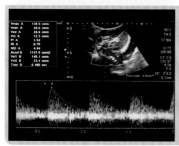

图6-2-17　狭窄肾主动脉支架植入术后，血流通畅

◆ 鉴别诊断

肾动脉血栓形成：发生部分性肾动脉栓塞时，其多普勒超声表现与肾动脉狭窄相同。

压迫性肾动脉狭窄：肾周积液、血肿等均可压迫肾主动脉，继而出现肾动脉狭窄的多普勒超声表现，一般可在肾主动脉旁发现低无回声结构，可予以鉴别。

（3）肾静脉栓塞：多发生在移植术后早期，是一种较为严重的并发症，脱落的栓子可导致肺梗死而致死亡。其主要发生原因包括：血管吻合不佳、血管内膜损伤、静脉吻合处扭转等。

◆ 超声表现

二维超声：早期移植肾体积增大，实质增厚、皮髓质界线不清，可见肾静脉及突入髂静脉的实性低回声，受累肾静脉可增宽（图6-2-18）；晚期移植肾正常结构消失。

CDFI：完全阻塞管腔时，肾内无静脉血流信号（图6-2-19）；如部分阻塞，则仍可显示静脉血流，流速减低，肾内血流变细减少（图6-2-20）。

PW：栓塞静脉测不到静脉频谱，伴行的动脉收缩期流速增高，舒张期流速降低或消失，甚至出现反向血流信号，阻力指数增高（图6-2-21）。

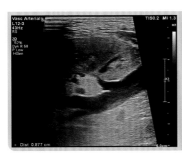

图6-2-18　移植肾门处肾静脉增宽，血栓形成（高频探头）

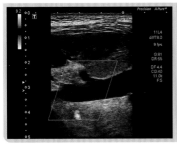

图6-2-19　移植肾门处肾静脉内未见血流（高频探头）

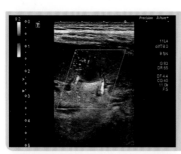

图6-2-20　移植肾内血流信号稀疏（高频探头）

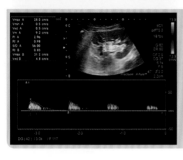

图6-2-21　移植肾叶间动脉阻力指数增高

◆ 鉴别诊断

急性排斥反应：也可以出现舒张期血流反向，但发生急性排斥反应时，肾静脉内血流充盈正常，而肾静脉栓塞时，肾静脉内血流信号消失或减少。

严重的尿路梗阻：严重梗阻导致血液回流受阻时，也可出现肾动脉舒张期血流反向，但此时可见梗阻部位的强回声团和肾移植术后肾积水的超声表现，可与肾静脉栓塞进行鉴别。

（4）肾静脉狭窄：肾静脉狭窄较少发生，多见于吻合口处。常见发生原因包括：血管扭曲、静脉炎或外在压迫。

◆ 超声表现

二维超声：二维超声较难显示肾静脉的局限性狭窄，当发生严重狭窄时，高频探头可见狭窄上游相对扩张的肾静脉。

CDFI：肾静脉局部狭窄处血流呈花色（图6-2-22），局部狭窄的部位，常伴有近端静脉的扩张。

PW：静脉狭窄处流速增快（图6-2-23），狭窄远端流速较狭窄处明显减低（图6-2-24）。

◆ 鉴别诊断

肾静脉狭窄应与外在压迫所致的静脉狭窄进行鉴别，如淋巴囊肿、血肿等，超声检查可在肾静脉旁见较大低无回声结构，可予以鉴别。

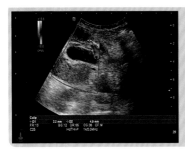

图6-2-22 移植肾肾门处肾静脉狭窄部位血流呈花色

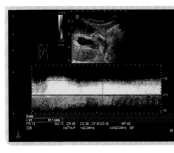

图6-2-23 狭窄处肾静脉流速增快

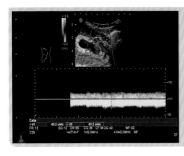

图6-2-24 移植肾远端肾静脉流速较狭窄处减低

（5）肾动脉假性动脉瘤：假性动脉瘤是由于动脉壁遭到破坏而形成的一种囊状扩张性病变，部分瘤壁由纤维组织构成。假性动脉瘤的发生率约为0.95%，是较为少见的一种血管并发症。可分为肾内型和肾外型两种。肾内型一般继发于肾活检，肾外型多因血管吻合技术差导致。

◆ 超声表现

二维超声：主要表现为肾内或血管旁出现类圆形囊性无回声区，当其内有血栓形成时，可见囊性无回声区内有实性低回声。

CDFI：囊性暗区内可见红蓝相间的血流信号，呈涡流（图6-2-25，图6-2-28）。

PW：囊性无回声区内可探及正-反向动脉频谱（图6-2-26，图6-2-29）。

超声造影：可见动脉血管破裂口及动脉瘤内造影剂灌注
（图6-2-27，图6-2-30）。

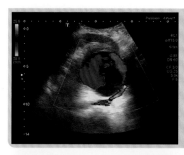

图6-2-25　移植肾肾门旁见囊性暗区，内见涡流

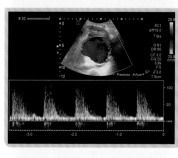

图6-2-26　囊性暗区内探及动脉频谱

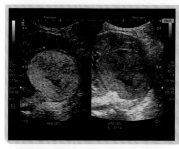

图6-2-27　超声造影显示动脉瘤内造影剂灌注

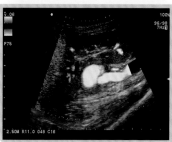

图6-2-28　移植肾肾门处囊性无回声内探及血流信号

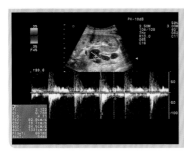

图6-2-29　移植肾肾门处囊性
无回声内探及动脉频谱

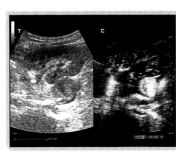

图6-2-30　超声造影示动脉瘤
内造影剂灌注

◆ 鉴别诊断

假性动脉瘤须与肾周积液、血肿等相鉴别，其均可表现为肾周出现囊性无回声区，但假性动脉瘤的CDFI表现为囊性无回声区内可见红蓝相间的血流信号，由此可加以鉴别。

（6）移植肾静脉瘤。

◆ 超声表现

主要表现为肾静脉旁出现类圆形囊性结构。当其内有血栓形成时，可见囊性无回声区内有实性低回声。囊性结构内可见红蓝相间的血流信号，呈涡流，可探及正-反向静脉频谱。超声造影见囊性结构内造影剂灌注，并显示静脉瘤入口及出口（图6-2-31）。

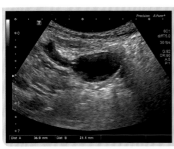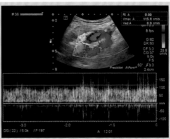

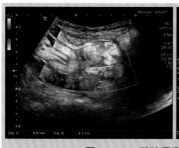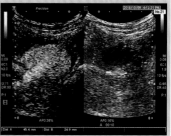

图6-2-31　移植肾真性静脉瘤超声表现

（7）移植肾动静脉瘘可分为先天性肾动静脉瘘、获得性肾动静脉瘘及特发性肾动静脉瘘，以获得性肾动静脉瘘较为多见，主要是由经皮移植肾穿刺活检术引起的，其发生率为1%～18%，可能发生严重的肾周出血及血尿。

◆ 超声表现

二维超声：当瘘管较小时常难以发现；当瘘管较大、血流量分流较大时，可发现与之相连接血管，瘘口近端可见动静脉血管局限性增宽。

CDFI：可见通过瘘管的动脉和回流静脉呈局灶性红蓝相间的彩色紊乱区，并可向外延伸至正常血管的外周。

PW：瘘管动脉近端舒张期流速增高，血流阻力降低，呈低阻高速频谱，回流静脉表现为搏动性血流，搏动可传递至静脉主干。

◆ 鉴别诊断

当假性动脉瘤伴有动静脉交通时，交通静脉也可出现搏动性血流，但同时肾内或血管旁可出现类圆形囊性无回声区，CDFI显示囊性无回声区内见红蓝相间的彩色血流信号。

（8）移植肾节段性梗死：主要是由某一段动脉、叶间动脉栓塞或急性排斥反应导致，肾功能损害程度取决于梗死面积。

◆ 超声表现

移植肾实质内可见局灶性低回声或高回声区，其内未见明显血流信号（图6-2-32）。超声造影示该区域未见增强对诊断肾梗死具有较大意义（图6-2-33）。

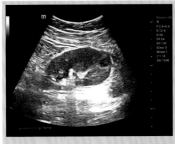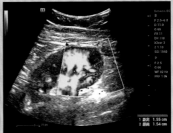

图6-2-32 移植肾段动脉部分栓塞引起梗死

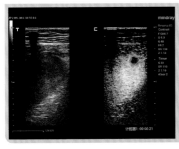

图6-2-33 超声造影示移植肾
段动脉部分栓塞区未见增强

第 7 章

亲体肝移植
术后超声监测

一、检查目的

（1）术后常规观察并追踪随访肝移植受体、亲体肝移植供体的恢复情况。

（2）及时发现并诊断术后并发症，指导治疗并监测治疗效果。

二、检查方法

对于术后早期在监护室的患者，须进行床旁检查。一般于术后24小时内常规进行第1次超声检查，获得基础资料。术后1周内每天进行1次床旁超声检查，1个月内每周至少进行2～3次超声检查，直至患者完全稳定。如发现异常，则须增加检查次数，以便密切动态观察。

术后早期由于伤口、敷料及引流管的影响，探头放置部位受到限制，可能会影响部分病变的观察。此外，由于患儿哭闹，难以配合，进行CDFI检查时，特别是频谱分析时，有一定困难，需要一定的扫查技巧和耐心。该检查具有一定的特殊性及难度，其检查对象较特殊，扫查部位多，涉及解剖结构较复杂，检查耗时长，要求检查者具有一定的经验。

三、观察内容

1.二维超声

肝脏大小、形态、内部回声，有无局灶性异常回声区（图7-1-1）；肝内外血管走行、管腔内有无异常回声；肝内胆管有无扩张，胆管管壁及管腔有无异常回声；肝周、膈下、胸腔及腹腔有无积液、血肿；脾脏大小及脾静脉内径等。

2.CDFI

（1）门静脉：门静脉内径，有无明显狭窄及扩张；门静脉血流充盈情况、血流方向，有无充盈缺损或信号中断，有无高速湍流，有无侧支形成（图7-1-2）。

（2）肝动脉：观察肝动脉血流信号，频谱形态；测量肝固有动脉血流峰值流速、搏动指数、阻力指数、加速度、加速度时间；观察左右肝内动脉峰值流速、阻力指数、加速度、加速度时间；观察有无动脉血流信号消失，有无高速湍流、肝内动脉"小慢波"（图7-1-3）。

（3）肝静脉及下腔静脉：观察肝左静脉、肝后下腔静脉、脾静脉内径，有无管腔狭窄或扩张；血流是否通畅，血流方向，有无血流信号消失，有无高速湍流及异常频谱等（图7-1-4，图7-1-5）。

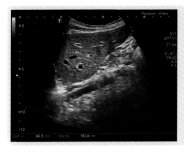

图7-1-1 观察亲体肝左叶大小、形态、内部回声及异常回声区

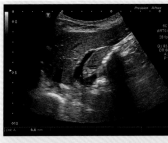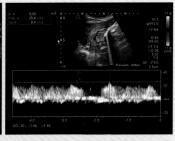

图7-1-2 观察亲体肝左叶门静脉内径、血流及频谱

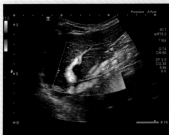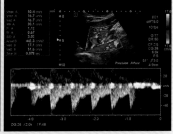

图7-1-3 观察亲体肝左叶肝动脉血流及血流参数

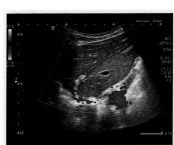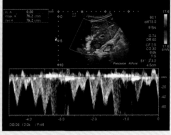

图7-1-4 观察亲体肝左叶静脉血流及频谱

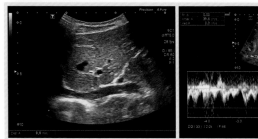
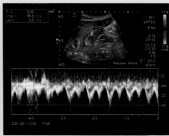

图7-1-5　观察下腔静脉内径、血流及流速